Dr Jean SAINT-MARTIN
DE LA FACULTÉ DE MÉDECINE
(UNIVERSITÉ DE PARIS)
ANCIEN INTERNE DES HÔPITAUX
DE BESANÇON

CONTRIBUTION A L'ÉTUDE

DE LA

SOUS-MAXILLARITE IODIQUE

PARIS
Jules ROUSSET
1, RUE CASIMIR-DELAVIGNE
ET 12, RUE MONSIEUR-LE-PRINCE
(anciennement 36, rue Serpente)

1903

A MES PARENTS

A MON PRÉSIDENT DE THESE

MONSIEUR LE PROFESSEUR GILBERT

PROFESSEUR DE THÉRAPEUTIQUE A LA FACULTÉ

MÉDECIN DES HÔPITAUX

CHEVALIER DE LA LÉGION D'HONNEUR

Qu'il soit convaincu de toute notre respectueuse gratitude pour le très grand honneur qu'il nous a fait en acceptant la présidence de notre thèse.

HOMMAGE DE NOTRE PROFOND RESPECT A NOS MAITRES

DES HÔPITAUX DE PARIS.

MONSIEUR LE PROFESSEUR BUDIN,

CLINIQUE OBSTÉTRICALE DE LA FACULTÉ.

MONSIEUR LE PROFESSEUR KIRMISSON,

CLINIQUE CHIRURGICALE INFANTILE.

MONSIEUR LE PROFESSEUR AGREGÉ RÉNON

MÉDECIN DE L'HÔPITAL DE LA PITIÉ.

Qu'il nous permette de lui témoigner ici toute notre gratitude pour la bienveillance avec laquelle il nous a toujours accueilli dans son service. C'est lui qui nous a donné l'idée de ce travail, qu'il nous permette de lui en faire un respectueux hommage.

HOMMAGES RECONNAISSANTS A NOS PREMIERS MAITRES

DE L'ÉCOLE DE MÉDECINE ET DES HÔPITAUX
DE BESANÇON.

Monsieur le docteur CHAPOY.
— — GAUDERON.
— — BAUDIN.
— — GOUNAND.
— — MANDEREAU.
— — ROLAND.
— — HEITZ.
— — BOLOT.
— — PRIEUR.
— — MAGNIN.
— — BAIGUE.
Monsieur MORIN.
— — THOUVENIN.

INTRODUCTION.

Au début du siècle dernier (1820) Coindet introduisait l'iode en thérapeutique. Employé uniquement d'abord pour le traitement du goitre, on appliqua bientôt ce métalloïde au traitement de beaucoup de maladies. Depuis ce moment, sa réputation n'a fait que s'accroître si bien qu'actuellement nous pouvons dire qu'il est, avec ses dérivés, un des médicaments les plus employés. Un grand nombre d'affections, en effet, sont justiciables de sa médication, soit les affections dégénératives du cœur, des vaisseaux, du rein, du foie, des poumons, soit les maladies parasitaires (actinomycose) soit enfin les maladies infectieuses (syphilis).

Malheureusement, bientôt après cette découverte, on s'aperçut, et Coindet tout le premier, que, s'ils avaient de grands avantages, l'iode et ses dérivés avaient aussi des inconvénients qui en rendaient le maniement délicat et même quelquefois dangereux. Aussitôt parurent, sous le nom d'iodisme, qu'inventa Rilliet vers 1859, un nombre considérable d'observations d'accidents les uns bénins, les autres plus graves qui faillirent faire abandonner complètement la médication. Heureusement pour la thérapeutique, il n'en fut rien, car certes les avantages dépassaient de beaucoup les inconvénients; et ce n'est pas une raison, parce qu'un médicament produit quelques accidents, pour renoncer complètement à ses bienfaits. Il est cependant utile pour les praticiens d'être mis en garde contre toutes les manifestations de l'iodisme, et c'en est une que nous allons étudier. Elle se manifeste sur la glande sous-maxillaire.

Une remarque s'impose ici. La glande sous-maxillaire, qu'il s'agisse d'inflammation, d'infection ou d'intoxication est moins souvent atteinte que la glande parotide. Pourquoi ?

Dans sa thèse, Ginner explique que si les sous-maxillites aiguës sont moins fréquentes que les parotidites cela tient sans doute, à ce que l'orifice du canal de Wharton, plus étroit que celui du canal de Sténon, est de plus efficacement protégé par la langue contre la pénétration des produits septiques intrabuccaux. Guéneau de Mussy donne une autre raison : La glande parotide, dit-il, est entourée d'une aponévrose très résistante qui ne se laisse pas distendre ; en même temps, elle adhère très intimement aux parois (à la paroi externe surtout) de sa loge ostéo-fibreuse. La glande sous-maxillaire, au contraire, se trouve plus à l'aise dans sa loge ; elle en est indépendante, en étant séparée de toutes parts par un tissu cellulaire extrêmement lâche. Il en résulte, selon cet auteur, que dans le cas de la glande parotide, au stade primitif de catarrhe, fait plus facilement suite celui de la suppuration, tandis que la glande sous-maxillaire, si elle arrive quelquefois à la tuméfaction simple, n'aboutit que rarement à la suppuration.

Quoiqu'il en soit de ces explications, il ne faut pas croire que la glande sous-maxillaire soit absolument indemne.

Il existe de trop nombreuses observations d'ourles sous-maxillaires pour que nous en citions. Mesmain, dans sa thèse, en donne trois observations, survenues au cours d'une épidémie. Dans les trois cas, il s'agissait d'orcillons sous-maxillaires primitifs et isolés. Machado, dans sa thèse également, en relate quinze observations. Le fait n'est donc pas rare.

Nous pouvons en dire autant des tumeurs inflammatoires et Abadie cite une observation dans laquelle il faut noter l'existence toute récente d'une fièvre typhoïde, au moment où les premiers symptômes de l'inflammation apparurent.

Il s'agissait d'une tumeur inflammatoire chronique de la glande sous-maxillaire droite, chez un homme de 24 ans et datant de 8 mois. Pas de douleur spontanée et peu de sensibilité à la pression. Du pus suinte continuellement dans la bouche. Il sort goutte à goutte ou bien, sous l'influence d'une excitation rapide ou d'une pression de la tumeur, il jaillit de l'orifice du canal de Wharton. On fit l'ablation de la glande qu'on examina macroscopiquement et microscopiquement. La conclusion fut qu'il ne pouvait être question de tumeur : il ne s'agissait manifestement ni d'adénome, ni de sarcome, ni d'épithéliome. On se rallia alors à l'hypothèse de tuberculose, mais le pus fut trouvé stérile et la recherche du bacille de Koch par la coloration des coupes de la glande au Ziehl ne donna aucun résultat positif. Abadie se demande alors, vu le début de la tumeur à la fin d'une fièvre typhoïde s'il n'y eut pas infection éberthienne par la voie sanguine, infection entraînant des lésions à évolution lente, une suppuration tardive, comme on l'observe fréquemment au niveau du tissu osseux, dans le tissu cellulaire. Il rappelle du reste que, dans bon nombre d'observations, la fièvre typhoïde a été signalée dans les antécédents des malades.

Il est, enfin, un troisième cas, dans lequel la glande sous-maxillaire peut être atteinte, c'est le cas d'intoxication. Ici, nous nous permettons de donner *in extenso* deux observations de sous-maxillarites dues à une intoxication par le plomb, car ce genre d'affections est moins connu.

Nous trouvons dans le dictionnaire de Dechambre cette observation tirée du *Dublin Medical Press* de 1852 : « Une dame avorta au quatrième mois de sa grossesse. Il y eut une hémorragie assez abondante qu'on arrêta au moyen de l'acétate de plomb uni à l'ergot de seigle. On employait ce médicament depuis trois jours quand on vit survenir une salivation parfaitement semblable à celle que produit le mercure. Les gencives étaient gonflées, les glandes buccales, labiales, sublinguales et sous-maxillaires tuméfiées et douloureuses. La salive avait la fétidité qu'elle a dans le ptyalisme mercuriel. » Et il est ajouté : « Malgré l'analyse chimique qui démontra que le sel de plomb employé ne contenait pas de mercure on reste étonné de ce fait, et l'on serait tenté de le récuser si l'auteur n'ajoutait que la malade avait fait usage, deux ans auparavant, de préparations saturnines et avait vu survenir des accidents analogues ».

MM. Rénon et Follet rapportent une observation analogue qui ne laisse aucun doute sur la possibilité de la manifestation isolée de l'action du plomb sur la sous-maxillaire. Ils rappellent que la parotidite saturnine tient une des plus grandes places dans les parotidites toxiques et que souvent le plomb peut irriter en même temps que la parotide, d'autres glandes comme la sous-maxillaire et la sub-linguale. Mais dans ce cas particulier, il s'agit d'une sous-maxillarite isolée.

« Le nommé L... âgé de quarante-cinq ans, peintre en bâtiments, entre le 23 mars 1900, salle Quesnay, lit n° 8 à l'hôpital Laënnec.

Le malade est atteint de colique de plomb avec tous ses symptômes, douleur violente, calmée par la pression profonde, constipation absolue, pouls dur et tendu, etc.

Le faciès est terreux ; les dents sont noirâtres et recouvertes de tartre, et il existe un liséré de Burton caractéristique.

Peintre en bâtiments depuis l'âge de treize ans, le malade n'a eu son premier accident de saturnisme qu'en 1896, à l'âge de quarante-et-un ans ; c'était une violente colique de plomb pour laquelle il fut soigné à l'hôpital Lariboisière dans le service de M. Landrieux. Il y resta huit mois, atteint d'une paralysie saturnine des deux membres supérieurs, déclarée peu après la fin de sa colique de plomb.

Trois mois après la disparition de sa paralysie, il est pris de goutte des deux gros orteils, et il entre à l'hôpital Bichat, où le diagnostic de goutte saturnine est confirmé.

Guéri de sa goutte, il reprend son métier et le poursuit sans incident, jusqu'au 23 mars 1900, où nous le recevons dans notre service.

La colique de plomb est calmée par la thérapeutique classique et nous constatons que notre malade présente encore d'autres troubles ; il existe une paralysie saturnine presque complète de l'avant-bras droit, et le poignet ne peut être relevé ; du côté gauche, le malade fait seulement les cornes.

Il n'existe rien du côté des testicules, ni des parotides ; le malade n'est pas hystérique ; ses urines ne contiennent pas d'albumine.

Le 27 mars 1900, nous nous apercevons que les régions sous-maxillaires sont tuméfiées, et le malade nous signale lui-même l'existence de « deux bosses » à ce niveau, tout à fait indolores et qui ne gênent ni la déglutition, ni la mastication. La région sous-maxillaire, de chaque côté est très saillante et remplie par une masse de la grosseur d'une châtaigne, masse arrondie, paraissant légèrement lobulée, assez dure, mobile sur les parties profondes.

Les plans superficiels sont mobiles aussi sur la petite tumeur, et il n'existe aucune rougeur ; la palpation ne détermine pas la moindre douleur. Du côté de la bouche, on ne remarque aucune saillie du plancher ; mais si on soulève la petite tumeur sous-maxillaire, on fait immédiatement bomber la muqueuse buccale de chaque côté correspondant de la langue. La muqueuse du plancher de la bouche ne présente aucune altération dans aucune de ses parties, les orifices des canaux de Wharton ne sont ni rouges, ni enflammés ; en un mot, la tuméfaction des glandes sous-maxillaires paraît indépendante d'une infection buccale transmise aux canaux sécréteurs.

Ni les parotides, ni les glandes sublinguales ne participent au processus congestif des sous maxillaires, dont le gonflement reste complètement isolé.

La tuméfaction sous-maxillaire garde les mêmes caractères pendant trois jours, puis elle diminue peu à peu, pour disparaître complètement vingt jours après son apparition.

Le 2 avril, le malade nous fait constater qu'à la face dorsale de ses deux pieds et sur le tiers inférieur de la jambe il présente une éruption qui se caractérise par de petits éléments bulleux, très rapprochés les uns des autres et ayant l'aspect d'un zona. Cette éruption zostériforme, double et symétrique, disparait en une huitaine de jours, après dessiccation et kératinisation des éléments bulleux.

Le malade quitte l'hôpital le 20 avril, guéri de sa colique de plomb, de son gonflement des sous-maxillaires, mais conservant encore de la paralysie des extenseurs de l'avant-bras droit.

« Le gonflement des deux glandes sous-maxillaires, ajoutent les auteurs, survenu en pleine crise de saturnisme aigu, chez un saturnin chronique fortement intoxiqué (les paralysies et la goutte en sont la preuve indéniable), nous paraît devoir être rapproché des parotidites saturnines, qui peuvent s'accompagner aussi de tuméfaction des glandes sous-maxillaires ; mais ici les sous-maxillaires sont seules prises et c'est là un fait exceptionnel. Nous devons signaler aussi l'absence complète de douleur, d'œdème inflammatoire, et l'intégrité des orifices des canaux de Wharton, ce qui élimine la possibilité de l'infection ascendante des glandes, et rend très probable le rôle exclusif du plomb dans la genèse des accidents. »

DÉFINITION

Il nous semble donc bien démontré que la glande sous-maxillaire peut être atteinte dans le cas d'intoxication saturnine. Il en est de même pour l'intoxication iodique.

Claude Bernard (1), le premier, a montré avec quelle rapidité se fait l'élimination de l'iodure de potassium par la salive et combien cette élimination précède celle d'un grand nombre d'autres substances. Ayant ouvert la veine crurale d'un chien, il y injecta quantités égales de deux solutions semblables, au centième, de prussiate jaune de potasse et d'iodure de potassium. On put déceler presqu'aussitôt dans la salive de l'animal l'iodure de potassium tandis qu'aucun des réactifs ordinaires ne décelait une trace de ferrocyanure. Cette élimination médicamenteuse suppose que le passage de la substance chimique se fait de la circulation sanguine péri-acineuse à l'intérieur des cavités acineuses, c'est-à-dire de

(1) Claude Bernard. Physiologie opératoire.

dehors en dedans. Mais le passage en sens inverse n'est pas impossible. Claude Bernard encore l'a démontré en injectant dans le conduit parotidien d'un cheval une solution au centième d'iodure de potassium. Le conduit est lié au-dessus de la canule et en examinant la sécrétion parotidienne du côté opposé il retrouve immédiatement l'iodure de potassium.

Avec ces notions de l'élimination des iodures, on comprendra que les glandes salivaires puissent être atteintes. Le fait a, du reste, été démontré pour la parotide, et les observations ne sont pas rares, de parotidites iodiques. Par analogie, nous appelons sous-maxillarite iodique le gonflement des glandes sous-maxillaires à la suite de l'élimination par elles de l'iode et des iodures.

Dans le courant de cette année, ayant eu l'occasion d'en observer un cas à la Pitié dans le service de M. le professeur agrégé Rénon, nous avons voulu rechercher, si, dans la littérature médicale, il n'était pas parlé de cas analogues. Nous en avons découvert diverses observations qu'on trouvera plus loin, et, de l'examen de ces observations, il résulte que la sous-maxillarite peut se présenter dans des conditions différentes. En effet, dans les observations que nous rapportons ici, nous voyons, dans les cinq premières, la sous-maxillarite isolée. Dans l'observation VI, elle s'accompagne d'un gonflement des deux parotides, attribuable à la même cause. Dans tous ces cas, la sous-maxillarite est bilatérale. C'est qu'en effet, nous n'avons jamais vu le gonflement survenir d'un seul côté et Claisse et MM. Dupré affirment que les parotidites toxiques sont toujours bilatérales. Cependant, dans l'observation citée plus loin de MM. Rénon et Follet, et concernant une parotidite double survenue à la suite d'une appliaction cutanée de teinture d'iode, on peut constater que le gonflement parotidien gauche a précédé le droit de trois jours, et que ce dernier n'est apparu que quand le premier était presque terminé. Cette observation semble donc aller à l'encontre des idées de MM. Claisse et Dupré.

ÉTIOLOGIE

La question de l'iodisme, nous l'avons déjà dit, a passionné le monde médical depuis son apparition. Aussi, de nombreux travaux ont-ils été publiés pour tâcher de découvrir la cause des accidents variés qui survenaient aux malades, afin de pouvoir les combattre et ne pas priver la thérapeutique d'un médicament si précieux. Malheureusement, et nous l'avouons de suite, aucun résultat publié n'est concluant. On est obligé la plupart du temps, d'avoir recours à l'idiosyncrasie, «cette manière d'être, spéciale de l'organisme, dit M. Lyon, en vertu de laquelle celui-ci manifeste immédiatement son intolérance pour des doses qui habituellement sont parfaitement bien tolérées. » Ce terme cache en réalité notre ignorance, car le pourquoi de cette idiosyncrasie nous échappe. Aussi ne devons-nous y avoir recours qu'après avoir épuisé la série des causes prédisposantes que l'on peut relever chez le sujet atteint.

A la vérité, elles sont nombreuses les causes prédisposantes que l'on a invoquées, et en tout premier lieu se trouvent la nature du médicament et la dose employée.

Il est bien certain que les accidents sont plus nombreux avec l'iodure de potassium, conséquence malheureusement probable de ce qu'il est le plus actif. Mais il ne faudrait pas se bercer de cette illusion que les autres iodures ne donnent pas lieu à des accidents ; ceux-ci arrivent en effet, même avec les iodures les plus purs, complètement dépourvus d'iodates dont la présence a souvent été accusée d'être la cause première de tout le mal et qui, cependant, ont pu être administrés quotidiennement par Ruhnemann à la dose de 1 gramme pendant des mois. Notre observation III le prouve bien. Le malade avait essayé même des iodures préparés spécialement et aussi chimiquement purs que possible. Rien n'y fit. Et avec tous, même avec les plus petites doses, il vit se reproduire le gonflement sous maxillaire. Certains diraient : surtout avec ces doses là, le gonflement devait se produire, car on a accusé les petites doses d'être la cause la plus fréquente de l'iodisme, s'appuyant sur cela même qu'elles sont actives. Aussi le professeur Fournier commence-t-il le traitement ioduré par les doses moyennes (2 grammes aux hommes ; 1 gramme à 1 gramme 50 aux femmes dès le premier jour) considérant les doses faibles comme plus nocives que les doses fortes.

Lauder Brunton l'affirme absolument et prétend même faire cesser les accidents d'iodisme en augmentant la dose du médicament. Wolfe (1) est du même avis.

(1) Wolfe. — Empoisonnement par l'iodure de potassium. — Bull. Klin. Wocheuschrift. 3 août 1886.

Briquet a repris la question et arrive à des conclusions diamétralement opposées. « Les faibles doses d'iodure, dit-il, n'exposent pas davantage, et exposent au contraire beaucoup moins que les doses moyennes ou fortes à la production des phénomènes d'iodisme. » Il s'appuie sur un grand nombre d'arguments pour soutenir son opinion contraire à l'opinion classique et en particulier sur une statistique personnelle fort soignée et basée sur un grand nombre de faits, capable d'entraîner la conviction. Il démontre que le pourcentage de cas sans iodisme varie de 42 % avec la dose de 0,50 centigrammes, à 6 % seulement avec 5 grammes en passant par 23 %, 20 % et 16 % avec 1, 2 et 3 grammes. Par une statistique semblable, il démontre qu'un iodisme intense est d'autant plus à craindre que la dose administrée est plus forte. D'après ses recherches, le pourcentage de l'iodisme léger diminue avec la dose du médicament. Il trouve en effet avec 0,50 centigrammes 39 % d'iodisme léger et 9 % seulement d'iodisme grave, tandis qu'avec 5 grammes, il obtient 21 % seulement d'iodisme léger et 22 % d'iodisme grave.

Voilà certes des chiffres très convaincants, mais nous sommes obligé de constater qu'ils ne sont pas admis par la grande majorité des auteurs.

Du reste, on a rapporté des cas d'iodisme survenus avec des doses vraiment infinitésimales d'iodure. Ainsi Rilliet rapporte qu'on a vu l'intoxication se manifester à la suite de l'emploi de l'iodure de potassium mélangé au sel culinaire dans la proportion de 1/10.000 ; administré en solution ou en pilules à la dose de un centigramme à deux milligrammes par jour ; faisant partie intégrante de quelques eaux minérales qui en contiennent de un à deux centigrammes par litre ; combiné avec l'éponge ou tenu en suspension dans l'eau de mer qui en renferme une très faible proportion. Et à l'appui de ses affirmations, Rilliet cite de nombreuses observations.

A côté de ces deux causes, les plus importantes que l'on invoque pour expliquer l'iodisme, il en est un certain nombre d'autres qui sont également très intéressantes et que nous ne voudrions pas passer sous silence : ce sont l'âge, le goître, d'après une idée originale de Rilliet, le mauvais fonctionnement de l'estomac et surtout celui du rein.

Le nombre considérable d'explications que l'on a donné des phénomènes d'iodisme montre combien peu elles nous satisfont. Rilliet va même jusqu'à penser à une influence saisonnière de l'automne, car un de ses malades éprouva deux fois les symptômes de l'iodisme en automne, tandis que deux autres fois, il avait pris sans inconvénient le sel iodurésu printemps. Massijovitz pense, lui, que l'iode a plus d'action lorsque l'atmosphère est chaude et sèche, tandis que son influence est presque nulle lorsqu'il règne des épidémies de variole, de fièvre puerpérale, de diarrhée. Elle est énergique, au contraire, lorsque la constitution médicale est inflammatoire et catarrhale.

Hjatelin, enfin, a rapporté le fait que certains habitants d'Islande font des algues marines la base de leur alimentation, sans être atteints d'iodisme, ce qui semble démontrer que certaines races peuvent être réfractaires.

Rilliet, dans un mémoire présenté en 1860 à l'Académie de médecine et qui déchaîna une véritable tempête dans cette assemblée, donna des explications très originales de l'iodisme. Il eut, en tout cas, le très grand merite de bien faire connaître les accidents auxquels peuvent être exposées les personnes qui usent de la médication iodurée.

L'âge avancé, à partir de 30 ans était pour lui une cause prédisposante, car il n'avait jamais, disait-il, vu d'iodisme dans la jeunesse et l'enfance. Il est actuellement admis que l'iodisme est de tous les âges.

Enfin, et c'est pour cela surtout que son mémoire fut violemment attaqué, il prétendit que le goître prédisposait à l'iodisme. Voici quel était son raisonnement : L'iode fait disparaître le goître ; les habitants de certains pays sont plus sujets au goître ; enfin, d'après les recherches du docteur Chatin, il est très probable que l'absence d'iode dans ces localités est la cause du goitre. « En rapprochant ces trois faits, ajoutait-il, ne peut-on en tirer que les personnes atteintes de goître sont celles qui représentent au plus haut degré, l'aptitude à être influencées par le métalloïde, parce que ce sont celles qui représentent aussi au plus haut degré les conditions anti-iodiques. »

Une étiologie plus récente et plus sérieuse est celle qui est tirée du mauvais fonctionnement de l'estomac et du rein. Il est une chose certaine, c'est que l'abus des boissons alcooliques, une nourriture excitante, en un mot toutes les causes qui agissent d'une façon défavorable sur l'estomac, prédisposent à l'empoisonnement iodique, mais c'est tout ce que nous pouvons affirmer sur le rôle étiologique de l'estomac.

Tous les auteurs qui ont étudié l'élimination des iodures, reconnaissent que c'est par le rein que se fait surtout cette élimination. Certes, la peau et les diverses glandes salivaires et lacrymales éliminent aussi, mais en moins grande quantité

Du reste, Claude Bernard (1) a démontré que l'iode éliminé par la salive est réabsorbé : « L'iode se meut comme dans un cercle ; il passe dans la salive en vertu de l'affinité élective des glandes ; mais l'animal continuant à avaler sa salive imprégnée qu'elle est de ce corps, en absorbe de nouvelles quantités. Cela pourrait durer indéfiniment ; mais qu'on purge fortement l'animal et alors l'iode sera évacué en bloc par l'intestin et disparaîtra de la salive ». Une bonne preuve en est que chez les brightiques, dont le rein est atteint, l'élimination est très prolongée, ce qui permet au médicament d'agir pendant plus longtemps sur l'organisme. Cependant il ne faut pas exagérer cette influence de l'imperméabilité rénale, car chez des malades atteints d'iodisme, Faivre (2) a pu avec l'épreuve du bleu de méthylène, démontrer que les reins fonctionnaient bien.

Enfin, pour ne rien oublier dans cette longue énumération des causes supposées de l'iodisme, nous ajouterons que la syphilis ne confère nullement l'immunité, et qu'on a été même jusqu'à incriminer l'influence du système nerveux chez certains névropathes qui réagissent souvent d'une façon anormale aux médicaments.

Jusqu'à présent, nous avons bien énuméré les causes de l'iodisme en général ; mais quelle est la cause qui peut déterminer chez certaines personnes, certainement assez peu nombreuses, comparativement au grand nombre de personnes atteintes d'iodisme, la localisation sur les glandes salivaires ? Ici encore on a donné diverses explications.

(1) Claude Bernard. — Physiologie opératoire.
(2) Faivre. — Poitou médical. 1900.

Et tout d'abord, il est très vraisemblable que l'état de la bouche et des glandes salivaires au moment où le médicament est administré, influe sur la production de l'iodisme salivaire. L'infection des glandes salivaires par voie ascendante se fait d'autant plus sûrement que les orifices de leurs canaux excréteurs plongent dans un milieu infecté, dans une bouche malpropre, où se trouvent de nombreuses dents cariées, véritables nids à microbes. Et nous l'avons déjà vu, c'est cela qui permet de comprendre la moindre fréquence de la sous-maxillarite, par rapport à la parotidite, car l'orifice du canal de Wharton est plus étroit et mieux protégé par la langue que celui du canal de Sténon.

De plus, une inflammation antérieure de la glande, de quelque nature qu'elle ait été, est certainement une cause prédisposante. Par conséquent, toutes les professions qui intoxiquent les ouvriers (peintres, allumettiers) et l'alcoolisme, doivent en fournir des exemples. En effet, dans notre observation IV nous voyons que le malade était peintre en bâtiments et avait été atteint de divers accidents saturnins. On a cité de nombreuses observations analogues se rapportant à la parotidite et entre autres une de Rieder, une de Gallard (1) et une de Croûtes à la suite de laquelle ce dernier se demande si les saturnins ne sont pas prédisposés. Nous retrouverons son explication tout à l'heure au chapitre Pathogénie.

M. Le Gendre fait également remarquer que les rhumatisants chroniques traités par la teinture d'iode à l'intérieur éprouvent souvent de vives douleurs dans les régions parotidien-

(1) Gallard. These de Paris 1892.

nes, ce qui constituerait un signe de saturation de l'organisme par l'iode.

Enfin, il est une explication très importante et qui se vérifie très souvent. C'est la prédisposition des personnes dont le rein ne fonctionne pas bien. Nous avons vu que c'était une prédisposition à l'iodisme en général, mais c'en est encore une bien davantage à l'iodisme des glandes salivaires. En effet d'après la théorie de Claude Bernard sur l'élimination de l'iode, quand le rein fonctionne mal, les glandes dont on connaît le rôle de suppléance fonctionnelle, éliminent beaucoup plus d'iode et restent beaucoup plus longtemps en contact avec le métalloïde, car ce dernier, avant d'être définitivement éliminé, peut être réabsorbé plusieurs fois dans l'intestin; d'un côté, en effet, il ne s'élimine que mal par le rein, et d'autre part, il est avalé de nouveau avec la salive, quand il s'élimine par les glandes salivaires. C'est ce qui explique la prédisposition de cette localisation chez les brightiques, dont notre observation personnelle offre un bel exemple, puisque la malade, depuis un an soignée pour albuminurie, présente encore à son entrée à l'hôpital 6 grammes d'albumine dans l'urine. Du reste, M. Rispal (observation IV) a constaté que son malade également atteint de sclérose rénale, présentait une élimination faible de l'iode par l'urine.

Mais ici encore, souvent la cause prédisposante fait défaut, comme dans notre observation III et nous sommes obligé d'invoquer l'idiosyncrasie.

La cause efficiente elle-même, du reste, peut varier aussi à un certain point de vue, car si ordinairement le gonflement glandulaire survient après une administration d'iode ou d'iodure à l'intérieur, on a vu survenir une fois le gonflement de la parotide après une simple application de teinture d'iode. Ce sont MM. L. Rénon et R. Follet qui en ont rapporté l'observation à la Société médicale des hôpitaux de Paris. La voici :

Le nommé X..., âgé de 51 ans, est venu le lundi 2 mai 1898, à la consultation médicale de l'Hôtel-Dieu, nous demander notre avis sur un gonflement de la région parotidienne gauche, dont il a été atteint depuis la veille.

Ce gonflement a débuté le dimanche matin 1er mai ; il est survenu, au cours d'une poussée d'iodisme cutané. Le malade avait éprouvé un refroidissement, il y a une quinzaine de jours; il avait toussé, il avait eu de la céphalalgie et une légère angine. Voulant mettre un terme à son malaise, il s'était appliqué, le vendredi 29 avril, une couche de teinture d'iode sur la partie supérieure de la poitrine, en avant.

Le lendemain matin, le samedi 30 avril, toute la région recouverte d'iode devint douloureuse, cuisante et très prurigineuse ; elle était rouge et très gonflée, formant un relief très marqué sur les parties voisines. Cet état persista toute la journée du samedi et s'aggrava encore le dimanche à tel point que les mouvements de la tête et du cou étaient gênés par cette dermite intense. C'est dans le courant de cette même journée que se développe l'hypertrophie parotidienne gauche.

Le lundi 2 mai, à notre examen, nous constatâmes, à la partie supérieure de la poitrine, une large plaque de 10 centimètres de hauteur sur 15 centimètres de longueur environ, rouge, luisante, un peu suintante, très modérément douloureuse et peu œdématiée. L'attention est ensuite attirée sur un gonflement très marqué de la région parotidienne gauche. A la palpation, on trouve la glande dure, engorgée, douloureuse à la pression. La tuméfaction s'étend depuis le lobule de l'oreille jusqu'à l'angle de la mâchoire inférieure : la peau est rouge et chaude à ce niveau. A l'examen de la cavité buccale, on ne trouve qu'un peu de rougeur des piliers du voile du palais ; l'embouchure du canal de Sténon n'est ni gonflée, ni douloureuse ; les dents sont en mauvais état ; la muqueuse gingivale est un peu rouge, sans qu'il y ait de stomatite bien nette

Le malade n'a remarqué aucun trouble appréciable dans la fonction salivaire ; chiqueur de longue date, atteint de pharyngite chronique, il crache toujours beaucoup, mais n'a pas salivé davantage ces jours-ci. Il a perçu seulement un léger goût amer et salé dans la bouche.

Il ne présente ni acné sur la peau, ni coryza, ni larmoiement. Cet homme est robuste, ordinairement bien portant. Dans ses antécédents, on ne relève qu'une poussée de rhumatisme à quarante ans, et des angines légères, fréquentes surtout l'été, et accompagnées d'éruptions polymorphes durant quatre à cinq jours. Nous faisons cracher le malade dans un verre, et quand nous avons recueilli une quantité suffisante de salive, nous cherchons à y déceler des traces d'iode. Avec l'eau amidonnée et avec le chloroforme il nous est impossible de trouver la réaction de l'iode dans la salive.

Comme traitement, nous prescrivons l'application d'un mélange de poudre de talc et d'oxyde de zinc sur la région irritée par l'iode, et nous conseillons des gargarismes fréquents avec une solution de chlorate de potasse.

Deux jours après, le mercredi 4 mai 1898, le malade revint nous voir. L'irritation causée par l'iode sur la peau de la poitrine est très calmée et presque complètement guérie. Le gonflement de la région parotidienne gauche a un peu diminué, mais la région parotidienne droite s'est prise à son tour la veille, le mardi 3 mai. Nous constatons que cette région est un peu gonflée et douloureuse. Nous faisons la recherche de l'iode dans l'urine avec le chloroforme, mais sans résultat ; par contre, les urines contiennent une petite quantité d'albumine.

Le samedi 7 mai, nous recevons une nouvelle visite de notre malade. L'éruption iodique est complètement terminée. Le gonflement parotidien du côté gauche a complètement disparu. La parotidite droite, au contraire, s'est totalement hypertrophiée depuis le mercredi et elle a presque le même volume que celui présenté par la parotidite gauche, le lundi 2 mai ; elle n'est cependant plus douloureuse; les urines ne contiennent plus d'albumine.

Nous donnons au malade rendez-vous pour le samedi suivant, 11 mai ; mais il n'est pas revenu à la consultation, et nous ignorons la durée de la fluxion parotidienne droite.

Et MM. Rénon et Follet discutent l'étiologie de ce gonflement. Ils se demandent s'ils sont autorisés à conclure à l'existence d'un parotidite double iodique, survenue à la suite d'une application de teinture d'iode. Ne peut-il pas, au contraire, s'agir d'une fluxion ourlienne spécifique des oreillons?

Et voici comment ils résolvent le problème posé: « En faveur des oreillons, nous avons la bilatéralité des lésions, bilatéralité qui n'a pas existé dès le début, mais s'est produite en quelques jours, une glande s'étant prise après l'autre ; nous avons l'angine légère et les quelques manifestations générales qui ont précédé l'affection; nous avons enfin l'albuminurie intermittente qu'on peut mettre sur le compte d'une néphrite ourlienne légère. Mais les lésions des parotidites toxiques sont aussi bilatérales, des lésions commencent souvent par une glande pour envahir la seconde quelques jours après.

L'angine légère et les signes généraux duraient depuis quinze jours : c'est une période d'invasion bien longue pour les oreillons. La présence d'une quantité légère d'albumine peut s'expliquer, aussi bien par l'existence d'une néphrite toxique que d'une néphrite ourlienne. Enfin l'absence de fièvre pendant la tuméfaction des parotides, l'absence totale d'adénites, l'absence de contagiosité apparente, l'âge du malade (cinquante et un ans), tout nous fait penser qu'il s'agit plutôt d'une parotidite toxique que des oreillons. Ce qui nous confirme dans cette opinion, c'est l'existence de cette plaque cutanée irritée par l'iode, et qui prouve que le malade réagit d'une façon intense à ce médicament, bien que nous n'ayons noté ni acné, ni coryza, ni larmoiement, et que nous n'avons pas trouvé d'iode dans la salive et dans l'urine ; il est vrai que notre examen a été un peu tardif, et qu'il a été fait d'une facon assez sommaire. »

M. Guelliot (1) a également observé un gonflement parotidien double, de peu de durée (24 heures) ayant succédé à une injection d'iode daus une hydrocèle.

(1) Guelliot, cité par Catrin. — *Manuel de médecine* Debove Achard. T. VIII p. 548.

PATHOGÉNIE

La pathogénie de la sous-maxillarite iodique est assez obscure.

Croûtes donne les explications suivantes quand il s'agit de parotidite iodique. Nous pouvons les appliquer également à la sous-maxillarite : « Comme l'iode est un excito-sécrétoir, n'est-il pas permis de supposer que, dans les parotides en particulier (et pour nous par analogie dans les sous-maxillaires) c'est la compression des acini par le tissu conjonctif exubérant ou rétracté qui s'oppose au libre écoulement de la salive par les dernières ramifications des tubes excréteurs. Cette rétention dans les acini ne peut-elle pas suffire à expliquer la tuméfaction passagère des parotides (ou des sous-maxillaires), et la douleur qu'éprouvent les malades dans cette région ? » A cela, on peut objecter en tout cas, que dans aucune observation, on ne cite la diminution de la sécrétion salivaire, et que bien au contraire, très souvent on voit signaler l'hyper-sécrétion salivaire et de là, la salivation.

Nous ne ferons que rappeler la théorie par laquelle les glandes salivaires s'infecteraient par voie ascendante à la suite de leur mise en état de *minoris resistentiæ* par suite de l'élimination du toxique. « L'élimination continue du métal par la voie salivaire, disent MM. Claisse et Dupré, détermine à la longue au niveau de l'épithélium sécréteur, des altérations cellulaires d'origine dégénérative, surtout dans l'hydrargyrisme, qui succèdent à des lésions subinflammatoires diffuses. Celles-ci se traduisent tout d'abord par de la salivation exagérée, et un peu de gonflement de la glande : cette phase d'hyperactivité fonctionnelle amène un peu de réaction du tissu conjonctif périacineux qui constitue le début de la sclérose glandulaire future : cette sclérose n'est d'ailleurs jamais très prononcée, et n'aboutit pas à l'atrophie de la glande. Seulement, au cours de ces processus épithéliaux et conjonctifs, la salive devenue toxique à cause du métal éliminé, et modifiée aussi dans sa composition normale par les lésions de l'épithélium sécréteur, irrite au passage les canaux excréteurs ; toutes ces conditions réunies sont autant de causes d'appel pour l'infection ascendante. Le foyer générateur de l'infection, la bouche, est le siège d'une inflammation plus ou moins vive : stomatite et parotidite toxique sont deux termes d'une même série morbide, évoluant sur un même terrain embryologique, et justiciable d'une même conception pathogénique. C'est pourquoi nous n'hésitons pas à considérer les parotidites toxiques comme des infections glandulaires. »

Ces considérations s'appliquent à la parotidite chronique et surtout à celle qui survient à la suite de l'élimination du mercure et du plomb. Pour l'iode, il est certain que le passage à la chronicité est rare. Aussi nous semble-t-il difficile d'admettre la même théorie. D'ailleurs le début rapide des accidents, quelques heures seulement après la première administration du médicament, nous semble peu en rapport avec ce que disent MM. Claisse et Dupré.

Pour Martinet, le mécanisme des accidents iodiques se résume en un mot : hypérémie avec tous ses degrés et toutes ses conséquences.

Une interprétation se rapprochant de la précédente est celle de certains auteurs qui ont assimilé le gonflement des glandes sous-maxillaires et parotides à l'œdème qui survient également dans l'iodisme du côté de la glotte, de l'amygdale, du cerveau et du poumon.

M. Triboulet pense, comme nous le verrons plus loin, que le toxique peut agir de deux façons : soit sur les centres nerveux, soit sur les glandes elles-mêmes.

Une dernière explication, et c'est celle à laquelle nous nous rallions, est celle de M. Comby. Il pense que dans ce cas l'intoxication et l'infection sont équivalentes et après avoir cité des parotidites saturnines, cupriques, iodiques, mercurielles et urémiques, il les explique ainsi : « Qu'il s'agisse d'une maladie infectieuse ou d'un empoisonnement, il est probable que le sang charrie des substances toxiques, qui, éliminées par les glandes salivaires, les irritent au passage, et provoquent suivant la nature des poisons, suivant l'état préalable de l'appareil salivaire, suivant l'idiosyncrasie des sujets, des réactions diverses comme intensité, comme évolution clinique, comme durée. »

DÉBUT, SYMPTOMES, MARCHE, DURÉE TERMINAISON

Le début de la sous-maxillarite iodique a lieu ordinairement très tôt après l'administration du médicament. Dans notre observation personnelle, nous voyons que l'iodure est administré le matin et que le soir la malade se plaint déjà de douleurs au niveau de la région sous-maxillaire. Dans l'observation II, le gonflement apparut le lendemain de la première ingestion d'iodure. Dans l'observation III, il est parlé de quelques heures. Cela ne doit pas nous étonner du reste, car nous avons vu la rapidité avec laquelle l'iodure se manifeste dans la salive, et ordinairement il est complètement éliminé en 24 heures. Mais M. Triboulet a publié une observation qui, quoique se rapportant à une sialorrhée, est très instructive par le retard apporté à l'élimination de l'iodure :

Une dame de 54 ans, de robuste constitution, vient d'être atteinte de grippe légère, pour laquelle elle est restée 3 semaines, à la chambre. Pendant ce temps, elle prend 1 gramme d'antipyrine pendant 6 ou 8 jours, et pendant 15 jours, une pilule, chaque jour, ainsi composée :

Sulfate de quinine...........	10 centigrammes
Poudre de noix vomique.....	2 —
Extrait de quinquina........	10 —

pour une pilule.

Après ce traitement, qui répond à la période aiguë, la malade est soumise, pendant 20 jours du 21 mars au 9 avril, à un traitement légèrement iodurée :

Iodure de potassium.........	5 grammes
Arséniate de soude..........	5 centigrammes
Sulfate de strychnine........	3 —
Eau distillée................	300 grammes

à la dose d'une cuillerée à soupe par jour, le matin, à jeûn.

Le lendemain de la cessation du traitement, le 10 avril, la malade est prise d'une sialorrhée progressive qui lui fait rejeter quotidiennement, un tiers, puis deux tiers de litre, et enfin un litre environ de salive.

Ce trouble fonctionnel durait déjà depuis 17 jours, au moment où j'ai vu la malade. L'écoulement de salive est incessant ; toutefois, il s'arrête dans le sommeil ; mais, quand le sujet s'éveille, la nuit, l'excrétion reprend. La salive a quelques caractères variables suivant le moment où on l'examine : claire, filante le matin, elle est mousseuse dans la journée.

L'examen de cette malade n'a pu nous fournir aucun renseignement pour une interprétation valable de physiologie pathologique la bouche est remarquablement saine, il n'y a aucune modification appréciable (gonflement, tension) des glandes salivaires, sous-maxillaires et parotides. L'estomac a ses fonctions régulières, le foie est de volume normal et l'examen des urines est absolument négatif au point de vue du sucre et de l'albumine.

Ce dernier détail, l'absence de l'albumine, a, dans les cas de ce genre, une grosse importance, car les faits les mieux connus de sialorrhée *sine materia* se trouvent signalés au cours de l'urémie (Rénon, Soc. méd. des hôp., 27 mai 1898).

Ajoutons que dans la quatrième semaine, peut être sous l'influence du traitement belladoné, les troubles diminuèrent progressivement et que, au trentième jour, la guérison était définitive.

Si maintenant, nous voulons interpréter la pathogénie des accidents, nous tombons dans l'incertitude presque absolue.

La première idée qui se présente, c'est celle d'une influence toxique des divers agents thérapeutiques employés. Chez notre malade, c'est l'iodure de potassium qui attire tout naturellement l'attention ; en effet, la salivation n'est-elle pas une manifestation possible de l'iodisme médicamenteux ?

Or, il y a bien peu d'éléments confirmatifs de cette manière de voir dans notre observation, et, par contre, bien des détails contraires à cette interprétation.

L'iodisme se montre habituellement dans les premiers jours de l'absorption médicamenteuse; ici la salivation aurait attendu vingt jours pleins pour apparaître, et il faudrait invoquer une accumulation vraiment singulière ; l'iodisme s'accompagne de coryza, de larmoiement, d'éruptions cutanées plus ou moins acnéiformes, tous éléments qui manquent ici ; l'iodisme entraîne le gonflement des glandes salivaires qui sont restées normales chez notre malade.

Malgré les faits intéressants de physiologie expérimentale rapportés par M. Variot et concernant des observations d'accumulation de l'iodure de potassium pendant plusieurs jours, chez le chien, pour toutes les raisons que nous venons d'envisager, l'hypothèse toxique reste ici peu vraisemblable.

Il eût été intéressant, toutefois, de rechercher l'iodure dans la salive de la malade, en diverses périodes de troubles morbides et c'est une omission vraiment regrettable.

L'hypothèse d'une crise hypersécrétoire, analogue à ce qu'on voit au cours de certaines névralgies très intenses du trijumeau, n'a pu être soulevée ici, où rien n'attirait l'attention du côté du système nerveux périphérique.

Après l'élimination de l'influence toxique improbable, en dehors d'une influence nerveuse (névrose hystérique par exemple) qui ne présente guère de symptômes de ce genre, et dont on ne pouvait ici soupçonner l'existence, il nous restait un seul élément étiologique possible, la grippe. »

M. Triboulet ajoute que plusieurs autres observations de sialorrhées post-grippales viennent de lui être signalées. Nous allons reproduire le reste de sa communication et le compte rendu de la discussion à laquelle elle donna lieu à la Société médicale des Hôpitaux.

« Est-ce là une étiologie qui doive tellement nous surprendre ? L'étude de la sialorrhée nous montre ce symptôme en conséquence possible des infections et des intoxications. Le toxique, l'agent d'infection peuvent agir, soit directement sur les glandes, soit sur les centres nerveux. Dans le premier cas, d'action directe sur les glandes, la salivation peut se présenter comme un phénomène critique, analogue aux crises sudorales ou urinaires.

Ici il ne s'agit, bien entendu, de rien de semblable — puisque cette crise peut durer trois semaines — un mois et davantage. C'est évidemment par leur action sur les centres nerveux qu'agissent les éléments toxi-infectieux. Or, dans les traités qui parlent de la sialorrhée, et, en particulier, dans l'excellent article de Klippel et Lefas (*Gaz. des hôp.* 5 mai 1897) nous voyons signaler, comme causes toxiques et infectieuses, l'urémie et la goutte ; mais en dehors de la variole et des oreillons, qui fournissent le maximum des cas observés, on ne signale guère, d'après les auteurs anciens, que les fièvres doubles et quarte, la fièvre typhoïde, la dysentérie et la pneumonie.

Les quatre faits que nous rapportons avec nos confrères, semblent permettre désormais de compter la grippe parmi les causes possibles de la sialorrhée, le poison grippal pouvant toucher le point bulbaire qui commande la sécrétion salivaire, comme on le voit, dans d'autres cas, porter ses atteintes sur le centre du pneumogastrique.

M. le Gendre. — Dans l'observation de M. Triboulet je relève que la sialorrhée cessait pendant le sommeil. C'est une particularité que j'ai notée dans deux cas de sialorrhée chronique datant de plusieurs années et qui m'ont paru être d'origine névropathique. L'une d'elles coïncidait avec la ménopause. Les malades, des femmes toutes deux, qui rendaient tout le jour de pleins crachoirs de salive, et ne pouvaient, éveillées, se coucher sur le dos sans être obligées de se rasseoir aussitôt ou d'incliner la tête sur le côté pour permettre au flux salivaire de s'écouler, s'endormaient naturellement à l'heure habituelle et n'étaient jamais réveillées par le besoin de saliver. Mais, si elles étaient réveillées par une autre cause, besoin d'uriner, par exemple, la sialorrhée recommençait immédiatemant pour cesser si la malade se rendormait. Une telle particularité pourrait peut-être servir à différencier les sialorrhées de cause nerveuse, de celles qui sont de course organique.

M. Rendu. — Il me paraît probable, comme à M. Triboulet, qu'il n'y a pas lieu de mettre en cause ici la quinine et la strychnine, et que vraisemblablement c'est à l'iodure de potassium qu'il convient d'attribuer cette sialorrhée persistante. Seulement, ce qui est ici insolite, c'est de voir le trouble fonctionnel se produire précisément au moment où cesse l'administration du médicament. Les troubles salivaires provoqués par l'iodure de potassium sont communs : la plupart des malades qui prennent ce médicament, ont dans la bouche un goût métallique qui les incite à saliver ; quelquefois même on voit survenir des gonflements de la glande sous-maxillaire et de la parotide qui peuvent simuler dans une certaine mesure les oreillons. Mais c'est au moment de l'administration du médicament, et non après sa cessation, que se produisent ces accidents. Sous ce rapport, le cas de M. Triboulet est tout-à-fait anormal, d'autant plus que nous savons qu'en général l'iodure est un médicament qui s'élimine facilement et rapidement.

M. Variot. — A l'appui de l'interprétation de M. Triboulet, je rappellerai que l'élimination de l'iodure de potassium n'est pas toujours rapide, que le médicament peut s'accumuler dans l'organisme, et que ses effets toxiques sont parfois retardés. J'ai gardé le souvenir d'un travail expérimental fait dans le laboratoire de physiologie de M. Richet, il y a une dizaine d'années, par un de ses élèves ; on retrouvait l'iodure dans l'urine des animaux qui avaient reçu de fortes doses d'iodure, plus de trois semaines après qu'on avait cessé l'administration du médicament. J'ai fait rechercher à cette époque, l'iodure dans les urines d'un enfant atteint de psoriasis, et qui avait reçu des doses massives de ce médicament. On en a retrouvé plus de quinze jours après qu'on eût cessé l'emploi du médicament ».

Gallard (1), du reste, a démontré par des expériences que la peau humaine se laisse pénétrer par l'iode qui ne s'élimine que lentement, puisqu'on en trouve encore dans l'urine 72 heures après l'absorption, ce qui semblerait prouver qu'il se fait dans le corps une véritable accumulation.

Küss a prétendu pouvoir prédire le début des accidents iodiques par la présence d'un enduit grisâtre, qui recouvre la langue au bout d'un certain temps de traitement ioduré et qui serait l'indice que la saturation se produisant, l'iodure va atteindre son maximum d'effet. Cela n'existe pas malheureusement, car il serait alors des plus facile d'interrompre à temps la médication, pour éviter les accidents fâcheux. Aucun auteur n'a en effet pu observer ce symptôme, et nous savons déjà, que les accidents n'attendent la plupart du temps pas la saturation pour se produire, mais se montrent dès le début de la médication.

Un autre symptôme du début que l'on observe souvent par contre, c'est un goût métallique dont se plaignent les malades, et qui est dû à l'élimination du métalloïde par la salive. Ce phénomène peut du reste persister plus ou moins longtemps durant le cours de l'affection.

Le début, nous l'avons dit, est ordinairement rapide. Il se manifeste en général primitivement par de la douleur. Dans presque toutes nos observations, cela est signalé. Dans notre observation I, la malade, le soir du jour où elle prend de l'iodure, souffre au niveau de la région sous maxillaire. Dans

(1) Gallard. — Comptes-rendus de l'Académie des Sciences, 1899 et 1900.

les autres, la douleur est moins vive et même dans l'observation IV il est dit que la tumeur n'était nullement douloureuse. Cette douleur, du reste, n'est pas très aiguë,. C'est plutôt, comme le dit très bien le Dr C..., dans son auto-observation, une sensation de tension douloureuse, qui est exagérée à la pression et qui ordinairement se continue pendant toute la durée du gonflement sous-maxillaire.

En ce moment, pas plus qu'à aucune période de l'affection il ne se manifeste de mouvement fébrile, ou, si par hasard, il en survient un, il est des plus faibles.

Ce début peut s'accompagner de différentes manifestations des plus habituelles de l'iodisme, telles que coryza, conjonctivite, etc... mais souvent la douleur est le seul signe qui pourtant ne tarde pas à s'accompagner d'un autre symptôme très important : le gonflement.

Ce gonflement, qui, du reste, se présente quelquefois sans la douleur, est variable comme intensité, tantôt peu considérable comme dans l'observation VI, tantôt bien marqué comme dans les autres observations. Il ne se limite ordinairement pas à la glande sous-maxillaire, mais envahit toute la région sous-hyoïdienne. Au premier abord, à l'inspection, les malades semblent avoir le cou énorme, et présentant une sorte de double menton ou de large collier augmentant considérablement le volume du cou, mais ne s'accompagnant pas de changement de coloration de la peau. Si on examine l'intérieur de la bouche, on n'observe pas non plus grand changement. Il n'y a ordinairement pas de rougeur anormale de la muqueuse, pas de tuméfaction de l'orifice du canal de Sténon. Cependant, il peut y avoir, mais assez rarement, un peu de stomatite concomitante. Quelquefois, on peut voir la tuméfaction se dessiner sous le plancher buccal et même un peu soulever la langue. Souvent la salivation n'est pas augmentée, mais elle peut l'être.

A la palpation du cou on perçoit une tuméfaction molle donnant la sensation d'une infiltration œdémateuse du tissu cellulaire sous-cutané. Sous cette tuméfaction on peut ordinairement sentir les glandes sous maxillaires également gonflées et tuméfiées. Leur volume est assez variable et peut aller depuis la grosseur d'une amande qui est leur volume normal à la grosseur d'un œuf de pigeon et même davantage. Pour sentir cette tuméfaction, il faut chercher sous le bord du maxillaire inférieur, dans sa partie médiane, entre l'angle et la symphyse mentonnière. Du reste, la glande hypertrophiée empiète sur la région sus hyoïdienne et descend même souvent au dessous de l'os hyoïde.

De plus, nous l'avons déjà dit, on peut également la percevoir à l'intérieur de la bouche sous la langue, et ainsi la délimiter plus facilement.

Voilà quels sont les principaux symptômes de la sous maxillarite iodique. Mais il est un symptôme chimique, des plus important et qui permet souvent de faire le diagnostic quand la tumeur n'est pas accompagnée d'autres signes d'iodisme. C'est la recherche de l'iode dans la salive.

On peut faire cette recherche très simplement en ajoutant à la salive un peu d'empois d'amidon et quelques gouttes d'acide nitrique nitreux. Cette réaction est excessivement sensible puisqu'elle permet de déceler un millionième d'iode libre, mais il faut avoir soin de n'employer que quelques gouttes d'acide, car avec un excès, la coloration bleue qui se produit par la présence de l'iode, disparaît.

On peut encore déceler l'iode en ajoutant quelques gouttes d'acide nitrique à la salive, et en traitant par le chloroforme. L'acide nitrique met l'iode en liberté dans le liquide qui se colore en brun acajou ; le chloroforme en dissolvant cet iode, prend une belle coloration rouge violet.

On comprend combien cette recherche de l'iode est importante pour le diagnostic et on peut même dire que seules, sont véritablement probantes, les observations pour lesquelles cette recherche a été positive.

La douleur et le gonflement ayant apparu, vont en s'aggravant, mais aussitôt l'attention est éveillée sur ce point par ces symptômes et le diagnostic étant posé, on institue un traitement qui permet à l'affection de régresser bientôt. Peut-être serait-il possible cependant que, dans le cas où il y aurait eu erreur de diagnostic, la suppuration s'établisse. Mais, en général, il n'en est rien et le gonflement va en diminuant tandis que la douleur disparait. La durée totale est variable. Chez certains malades nous voyons que la durée de l'affection fut éphémère (24 heures), tandis que chez la plupart elle varie de deux à cinq ou six jours, et dans des cas exceptionnels se prolonge plus longtemps. La glande revient peu à peu à son volume normal, la tuméfaction du tissu cellulaire disparait et la douleur a déjà cédé la plupart du temps.

PRONOSTIC.

On peut considérer, d'après ce que nous venons de voir, le pronostic de la sous-maxillarite iodique comme très bénin. La tuméfaction une fois disparue, nous l'avons dit, la glande reprend son volume normal. En général, ses fonctions ne sont nullement dérangées, même pendant la durée de l'affection. Quelquefois seulement un peu d'exagération de la sécrétion salivaire.

Certes une première atteinte de la glande, est une prédisposition à une récidive, si plus tard on administre encore l'iodure, mais il ne faut rien exagérer. Ainsi, dans notre observation I, nous voyons qu'après une seconde administration d'iodure de sodium, la malade présente cette fois un gonflement des parotides et non des sous-maxillaires.

Quant à l'hypothèse formulée autrefois que l'iode produisait l'atrophie des glandes salivaires, il y a longtemps qu'elle est abandonnée. Il n'en existe d'ailleurs aucune observation dans la littérature médicale.

La suppuration est très rare, nous l'avons dit, et cependant nous la voyons signalée dans l'observation de Lawrie-Adair.

Enfin, on a émis l'idée que l'affection pouvait passer à la chronicité. Le fait aurait été observé dans les glandes parotides. Nous pouvons le constater dans l'observation de MM. Renault et Salmon, dans laquelle le gonflement dura plusieurs mois.

DIAGNOSTIC.

Le diagnostic de la sous-maxillarite iodique est souvent très délicat. En effet, lorsque l'attention n'a pas été appelée spécialement sur l'iodisme par des phénomènes concomitants, on peut songer à beaucoup d'autres affections de la glande sous-maxillaire elle-même ou de la région sus-hyoïdienne.

Un premier diagnostic à faire est celui de la sous-maxillite aiguë ou chronique. Il n'est pas très difficile. La sous-maxillite aiguë dont le début est généralement assez insidieux, s'accompagne bientôt de rougeur, de gonflement, et passe bientôt à la suppuration, ce qui se voit très rarement dans la sous-maxillarite iodique. Il y a de plus, ordinairement, de la fièvre dont l'intensité est variable.

La sous-maxillite chronique a généralement un début lent ; la tumeur s'accroît peu à peu et arrive à la suppuration seulement au bout de plusieurs mois. La peau peut conserver sa coloration normale, mais ce début lent nous fera faire facilement le diagnostic.

La glande sous-maxillaire peut aussi être atteinte de différentes tumeurs : épithéliomes, adénomes, adéno-chondromes. Leur marche est égalemeut lente ; leur consistance est dure. Dans le cas d'épithéliome, la douleur est adhérente au maxillaire inférieur ; dans le cas d'adénome ou d'adéno-chondrome elle est au contraire très mobile. Elle s'accompagne enfin d'un engorgement ganglionnaire volumineux. Tous ces caractères suffisent pour différencier les tumeurs de la glande sous-maxillaire de la sous-maxillarite iodique.

Un autre diagnostic plus délicat est celui d'oreillons sous-maxillaires Voici comment M. Comby dit qu'on peut le faire : « Dans un cas (iodisme) le gonflement succède presque immédiatement à l'imprégnation iodurée ; dans l'autre (oreillons) ce n'est qu'après une ou plusieurs semaines de pénétration de l'agent morbide que la tuméfaction apparaît. Dans ce dernier cas, il y a une longue incubation, pendant laquelle l'agent virulent, le microbe, se cultive dans l'économie et prend le temps de sécréter les poisons, qui, apparemment, s'éliminent aussi par les glandes salivaires. La tuméfaction serait, dans les deux cas, la conséquence d'une intoxication, ici primitive et instantanée (iodisme), là secondaire et tardive (oreillons). Cette assimiliation est-elle fondée ? Quoiqu'il en soit, il est bien certain qu'en général le mode de début est un des meilleurs signes sur lequel puisse s'appuyer le diagnostic. Mais dans le cas où l'élimination de l'iode a été retardée, la recherche du méta loïde dans la salive est d'une bien grande utilité. Il faut du reste, tenir compte également de tous les symptômes qui accompagnent généralement les oreillons ; fièvre, chaleur et rougeur de la peau et des complications qui peuvent les accompagner, l'orchite principalement.

M. Kirmisson (1) décrit sous le nom de grenouillette tous les kystes salivaires du plancher de la bouche. La seule qui qui puisse réellement être confondue avec la sous-maxillarite iodique est celle qu'il décrit sous le nom de grenouillette sus hyoïdienne, et qui a été étudiée spécialement par M. Delens en 1881. On admet deux formes de grenouillettes sus-hyoïdiennes: l'une, dans laquelle le kyste proémine à la fois sur le plancher de la bouche et dans la région sus-hyoïdienne, l'autre dans laquelle la tumeur est uniquement localisée à la région sus-hyoïdienne. Dans les deux cas, elles pourraient être confondues avec la sous-maxillarite iodique. Voyons donc quels sont les éléments du diagnostic.

Le début de la grenouillette est le plus souvent, lent et insidieux. C'est par hasard que les malades s'aperçoivent un jour qu'ils ont une petite tumeur au niveau du plancher de la bouche. La tumeur occupe le plus souvent un des côtés seulement de la région sub-linguale ; s'étendant en arrière jusqu'au niveau de la dernière molaire, elle s'arrête en avant au niveau du frein de la langue. Quelquefois, cependant, elle le dépasse et empiète sur le côté opposé, en prenant la forme bilobée. La coloration de la tumeur est rosée, quelquefois même bleuâtre. Le développement de l'affection est lent et indolent. La tumeur de la région sub-linguale peut manquer, mais il existe sous la branche horizontale du maxillaire inférieur, une tumeur, ou mieux, dit M. Delens, une tuméfaction sans limites précises. Elle est molle plutôt que fluctuante et quand la tumeur sub-linguale existe en même temps, on peut la faire saillir davantage en pressant sur cette dernière. En

(1) Kirmisson. — *Manuel de pathologie externe.*

comparant les symptômes de la grenouillette et de la sous-maxillarite, nous voyons que le mode de début est complètement différent ; dans un cas lent et insidieux, dans l'autre assez rapide, Certes il existe des cas de grenouillettes aiguë s, mais alors elles se caractérisent par un début beau coup plus brusque, survenant souvent au milieu d'un repas. Le siège des deux tumeurs, est bien le même, mais en plus du mode de début, la transparence, la fluctuation, l'indolence de la grenouillette peuvent compléter le diagnostic. Enfin, la grenouillette est unilatérale tandis que la sous-maxillarite est bilatérale.

Il ne faut pas non plus confondre l'ourle iodique sous-maxillaire avec une adénite sous-maxillaire développée dans les ganglions qui entourent la glande. Dans ce cas, il faut avoir égard à la symétrie du gonflement iodique, à sa soudaineté, à sa consistance plutôt molle que dure, à sa forme, son siège qui répond exactement à la loge sous-maxillaire. Enfin l'évolution même de la maladie ne tardera pas à lever tous les doutes qui pourraient planer sur sa nature. S'il s'agit de sous-maxillarite, la tumeur se résoudra complètement d'ordinaire en peu de jours ; si l'adénite est aiguë, elle s'accompagne de rougeur et souvent de suppuration, tandis que dans la sous-maxillarite, la peau n'est pas altérée et la suppuration fait défaut. D'ailleurs l'examen attentif de la face et de la cavité buccale mettra en évidence la porte d'entrée de l'adénopathie.

Certaines amygdalites s'accompagnent d'un gonflement ganglionnaire volumineux, fixé à l'angle des mâchoires et simulant grossièrement le gonflement sous-maxillaire. L'amygdalite pourrait elle-même être prise pour une manifestation de l'iodisme, mais un examen attentif de la tumeur, une limitation plus précise de son siège suffiront pour remettre les choses à leur place.

L'adéno-phlegmon sous-maxillaire, le plus fréquent des phlegmons du cou, a pour point de départ les ganglions qui entourent la glande sous-maxillaire et qui reçoivent les lymphatiques de la langue, de la muqueuse buccale et des gencives inférieures. A une période de gonflement de cinq à six jours, succède une tuméfaction rouge, arrondie, qui après quelques jours, s'ouvre à l'extérieur. Voilà bien une marche différente de celle de la sous-maxillarite iodique : mais au début la tumeur s'étend dans la région sous-maxillaire et quelquefois même, pointe du côté de la bouche, sous la langue dont la base peut être refoulée en dedans et en haut. Cependant, la douleur vive, la fièvre feront faire le diagnostic.

Enfin, il est une dernière affection qui pourrait donner lieu à une erreur de diagnostic, c'est la périostite du maxillaire inférieur et la fluxion dentaire. L'ostéo-périostite débute par un gonflement du corps même de l'os, qui s'accompagne souvent du gonflement de la région sus-hyoïdienne. Le point de départ est une carie dentaire, mais cette dernière peut exister en dehors de cette affection. Ce n'est donc point un signe distinctif. Aussi pour faire le diagnostic, est-il nécessaire de faire une exploration soigneuse avec un doigt introduit dans la cavité buccale et de reconnaître que le maxillaire lui-même est bien augmenté de volume. Du reste, ici comme dans la fluxion dentaire simple, la lésion n'existe que d'un seul côté à la fois, la douleur est plus vive, et il y a toujours un peu de chaleur à la peau et de fièvre.

TRAITEMENT

Le traitement de la sous-maxillarite iodique ne diffère pas de celui de l'iodisme en général. Il comporte, avant tout, la suppression de la cause : le médicament ; et la plupart du temps, cette suppression suffit à faire disparaître les symptômes de l'affection. On peut, pour activer l'élimination, administrer des diurétiques, le lait surtout, mais aussi toutes les tisanes diurétiques. Mais en réalité, il n'existe pas de traitement médicamenteux.

Existe-t-il un traitement préventif? Pas plus, puisque la plupart du temps, nous ignorons les causes qui prédisposent à l'apparition de ces accidents. Cependant, nous appuyant sur les causes prédisposantes que nous avons signalées il est un certain nombre de précautions qu'il est utile de prendre dans l'administration des iodures.

D'après une théorie pathogénique que nous avons exposée, le mauvais état de la bouche et l'infection salivaire seraient tout au moins, une cause prédisposante à la sous-maxillarite iodique. Il ne faut donc pas négliger de faire l'antisepsie de ce milieu, dont la pratique s'impose d'ailleurs, dans la vie courante, à toute personne soigneuse. C'est surtout dans les cas où il existerait une infection, si minime soit-elle, capable de créer par elle-même une source de dangers pour l'organisme, que devra se faire cette toilette quotidienne de la bouche au moyen de lavages fréquents avec des solutions tièdes d'antiseptiques faibles et non irritants (acide borique, hydrate de chloral, etc.) ou simplement de l'eau bouillie qui ne risque pas, comme les antiseptiques trop forts, de créer des lésions chimiques de la muqueuse qui redoublent les chances d'infection buccale et salivaire.

Une bonne précaution est, quand on n'a pas besoin d'un traitement très énergique d'administrer l'iodure de sodium plutôt que l'iodure de potassium, car il semble que les malades le supportent mieux. Il faut également tâcher d'administrer le médicament le plus pur possible.

De plus, comme nous savons que souvent l'iodisme vient d'un mauvais fonctionnement du rein, il faut tâcher de favoriser l'élimination par cet organe, en associant au médicament différents diurétiques. Huchard emploie pour cet usage la scille, mais les autres diurétiques et le lait entre tous, peuvent être recommandés.

Certains praticiens ont associé des médicaments à l'iode, toujours dans un but préventif, sans obtenir de bien grands résultats. Lauder Brunton a administré l'arsenic ; Ricord donnait un milligramme d'arséniate de soude pour un gramme d'iodure de potassium ; d'autres l'ont prescrit à doses moins fortes, un milligramme par gramme d'iodure. On peut encore ajouter à la solution iodurée, autant de gouttes de liqueur de

Fowler, qu'elle contient de grammes d'iodure. On a attribué également une action préventive à la liqueur ammoniacale anisée. Enfin, Féré administre l'acide naphtionique en cachet de 0,50 centigrammes.

Nous savons que l'iodure s'élimine non seulement par le rein et la salive, mais encore par la peau. Il est donc indiqué de favoriser cette élimination, par des bains et un grand état de propreté.

Enfin, comme nous avons vu que l'iode et les iodures sont d'autant mieux tolérés que le tube digestif fonctionne plus régulièrement, il faut, autant que possible, régulariser le fonctionnement de l'estomac et de l'intestin par l'usage des laxatifs et des purgatifs et celui des antiseptiques intestinaux : naphtol, benzonaphtol, bétol, etc., et surtout celui du bicarbonate de soude à la dose de 4 à 6 grammes par jour (Blondel *Soc. de thérapeutique*, 9 mai 1894). Ce dernier agirait non seulement comme médicament alcalin, mais encore en tant que modificateur du sang ; le développement d'iode libre, considéré par cet auteur comme la cause des accidents, serait entravé par l'existence d'un milieu alcalin.

En somme, il est difficile d'empêcher les accidents d'iodisme de se produire. Aussi faut-il être prudent dans l'administration des iodures et suspendre la médication aussitôt que les accidents apparaissent. Gémy (1) a proposé quand la maladie nécessite absolument le traitement, d'essayer l'administration par la voie rectale, qui tout en ne mettant pas absolument à l'abri des accidents, car on voit souvent bien-

(1) Gémy. — *Annales de Dermatologie*, 1891.

tôt l'intolérance de l'intestin se produire également, est cependant quelquefois mieux supportée.

Nous terminerons ce chapitre du traitement, en disant que la sous-maxillarite iodique ne demande pas de traitement local, mais que l'affection une fois terminée, il ne faut reprendre le traitement ioduré qu'avec beaucoup de circonspection, car, alors, comme nous le voyons dans nos observations I, II et III, on s'expose à une récidive du côté des glandes sous-maxillaires, ou à une parotidite de même nature.

OBSERVATIONS

Observation I (Personnelle).

Mme C... Emma, entre le 3 janvier 1903 à l'hôpital de la Pitié, salle Cruveilhier. Elle est couchée au lit n° 23.

Cette malade âgée de 45 ans, présente comme antécédents héréditaires toute une famille albuminurique. La mère est morte de congestion cérébrale avec albumine. Son père a 77 ans et de l'albumine dans les urines. Elle a enfin une sœur qui est également albuminurique.

Comme antécédents personnels, elle ne présente pas grande tare. Elle dit avoir toujours été bien portante, mais elle est d'une nervosité extrême et pleure à tout propos. Elle boit du vin sans se griser.

La malade avait une situation aisée à Lille. Il y a six ans elle eut des ennuis de famille et, au cours d'une discussion, reçut des coups de poing dans les côtes. A la suite de cela, elle est prise de congestion cérébrale sans cependant perdre connaissance.

Depuis un an, à la suite d'étouffements auxquels elle était sujette, elle est soignée à la consultation de Bichat pour albuminurie. Quelques jours avant son entrée à l'hôpital elle perd connaissance à la suite d'une émotion.

A son entrée dans le service la malade est examinée et on trouve un cœur en arythmie avec un bruit de galop typique. On examine les urines et on trouve de l'albumine en quantité notable : 6 grammes).

Le 8 janvier, on donne à la malade 1 gr. d'iodure de sodium qui est pris dans la matinée. Le soir la malade se plaint de douleurs dans la région sous-maxillaire.

Le 9, on constate un gonflement de toute la région sous-maxillaire.

La peau ne présente pas de changement de coloration et à l'intérieur de la bouche, on ne voit rien d'anormal. Par la palpation sous la tuméfaction du tissu cellulaire de la région sous-hyoïdienne, on arrive à délimiter les deux glandes sous-maxillaires qui sont de la grosseur d'un œuf de pigeon et présentent une consistance assez molle. La douleur est augmentée à la pression. Le gonflement ne dépasse pas l'angle des mâchoires. Les parotides sont complètement indemnes. Pas d'autres signes d iodisme.

On suspend aussitôt la médication iodurée et on donne à la malade un gargarisme au chlorate de potasse.

Le 10, l'engorgement subsiste mais est moins douloureux.

Le 11, l'engorgement a diminué, la douleur a disparu.

Le 12, l'engorgement lui-même n'existe plus.

Le 16, comme la région sous-maxillaire de la malade était normale, on lui donne à nouveau 1 gr. d'iodure de sodium, et comme le lendemain, on ne pouvait observer aucun phénomène fâcheux, on lui en donne 2 gr. ainsi que le 18. Mais le 19 la malade se plaint d'une violente céphalée et on voit survenir bientôt un engorgement douloureux, non des sous-maxillaires mais des parotides et le gonflement se limite à ces glandes. On suspend alors de nouveau l'iodure de sodium et le gonflement disparaît comme la première fois. Le 25, la malade sort de l'hôpital ayant encore 2 gr. d'albumine dans ses urines.

Voici quels furent les résultats de la recherche de l'iodure dans la salive et les urines, faites par M. Desmoulières, interne en pharmacie du service.

			Réaction
Jeudi	8	janvier (1 gr. d'iodure de sodium). ...	+
Vendredi	9		+
Samedi	10		+
Dimanche	11		+
Lundi	12		+
Mardi	13		+
Mercredi	14		o
Jeudi	15		o
Vendredi	16	(1 gr. d'iodure de sodium).....	+
Samedi	17	(2 gr. d'iodure de sodium).....	+
Dimanche	18	(2 gr. d'iodure de sodium).....	+
Lundi	19		+
Mardi	20		+
Mercredi	21		+
Jeudi	22		+
Vendredi	23		o

A partir de ce moment, on ne peut plus déceler l'iodure.

Remarques. — Dans cette observation, nous voyons que la malade était albuminurique, ce qui est, nous l'avons dit, une prédisposition aux oreillons iodiques. Une autre chose remarquable c'est que l'iodure administré fut l'iodure de sodium, cependant réputé comme moins dangereux. Enfin, dans ce cas, il y eut bien récidive après la reprise de l'iodure, mais alors le gonflement se produisit du côté des parotides.

Observation II (Danlos).

Un homme de 60 ans, Arménien, depuis longtemps traité dans le service pour du prurigo. En dehors des démangeaisons et des lésions de grattage provoquées par elles, cet homme légèrement artério-scléreux, pouvait être considéré comme en parfaite santé ; son urine n'était pas albumineuse, il n'existait pas de polyurie. Le samedi 29 octobre, il se plaignait d'avoir le bras gauche un peu engourdi et de ressentir un peu de douleur dans le côté droit de la tête. Comme il avait eu jadis la syphilis, je lui prescrivis de l'iodure Il en prit le jour même 0,50 centigrammes, le dimanche 30, un gramme en deux fois, et le lundi matin, 0,50 centigrammes. Or le lendemain de la première ingestion, n'ayant encore absorbé que 0,50 centigrammes de médicament, il sentit son cou se gonfler. Quand je le vis le lundi matin, il n'éprouvait qu'à un très léger degré les signes ordinaires de l'iodisme, simplement un peu d'écoulement muqueux par le nez et un goût désagréable dans la bouche. Par contre, on notait une tuméfaction très considérable de la région sus-hyoïdienne. Le gonflement, régulièrement symétrique, était limité à cette région : il n'empiétait pas sur le reste du cou et les régions parotidiennes étaient tout à fait indemnes. Aucune douleur spontanée, à peine un peu de sensibilité dans les mouvements de la mâchoire et à la pression ; pas de changement dans la couleur de la peau. Pas de modification dans la sécrétion salivaire, pas de ptyalisme, pas de rougeur à l'embouchure des canaux de Wharton. Au palper, pas d'œdème, mais une tuméfaction élastique assez résistante, sous laquelle se percevaient facilement les glandes sous-maxillaires tuméfiées et un peu sensibles. On avait, en un mot, sous les yeux le tableau complet d'oreillons limités aux glandes de Wharton. Jugeant que l'iodure était la cause productrice de cet état, je fis cesser la médication, et, trois jours plus tard, le gonflement avait disparu. Comme contre épreuve, je fis reprendre l'iodure huit jours après et aux mêmes doses. Cette fois, le gonflement fut infiniment moindre et très passager malgré l'administration du médicament que je ne fis pas suspendre. Après un nouveau repos de quelques jours, la reprise d'iodure détermina pour la troisième fois la même tuméfaction des glandes sous-maxillaires. Bien qu'il n'ait pas été fait de dosages, je pense que l'iode chez cet homme s'élimine presque normalement. L'élimination est pourtant un peu lente, car deux heures après l'administration d'un gramme d'iodure, c'est à peine s'il en existe quelques traces dans l'urine. L'iode ne s'y retrouve en abondance que le lendemain. Je me borne à mentionner ce retard qui présente de l'intérêt au point de vue de l'iodisme en général, plutôt qu'au point de vue de la localisation sur les glandes sous-maxillaires.

Remarques. – D'après ce que nous avons vu, ce retard est très important à noter dans ce cas, car il prouve que l'iodure restant plus longtemps dans l'économie a eu plus de chance d'être mis plus longtemps en contact avec les glandes salivaires, ce qui probablement a déterminé la sous-maxillarite iodique.

Observation III (Danlos).

M. Danlos, à la séance du 9 décembre 1898 de la Société médicale des hôpitaux de Paris, fait la communication suivante :

A la suite de ma dernière communication, le Dr C..., m'a fait connaître un nouveau fait identique à celui que j'ai présenté. Voici le passage saillant de sa lettre : « Je puis t'offrir un cas d'iodisme analogue à celui dont tu publies l'observation et le patient est ton serviteur. Je ne puis prendre la plus petite dose d'iodure sans avoir le lendemain ou le surlendemain une tuméfaction aiguë des glandes sous-maxillaires ; rien du côté des parotides, un peu de coryza, mais une salivarite maxillaire considérable, et ce, aux plus minimes doses ; quinze, vingt centigrammes. Une fois, j'ai voulu essayer un gramme ; j'ai cru que j'allais éclater du menton. J'ai pris les iodures les plus purs ; rien n'y a fait. L'iode à l'état de combinaison iodo-tannique est moins actif. L'iode et l'iodure me réussissent bien contre les poussées rhumatismales, mais impossible de prendre le médicament. A chaque tentative, j'étais obligé de battre en retraite, au bout de deux jours ».

Interrogé par moi sur les phénomènes autres que le gonflement qui caractérisaient la salivarite, notre distingué confrère m'a répondu : « Jamais je n'ai éprouvé de troubles dans la fonction salivaire. Tout se bornait à la tuméfaction et celle-ci ne s'étendait ni à la parotide ni au tube lingual ; du moins on ne sentait rien dans la gouttière gingivo-buccale. Tout était intérieur et sous-maxillaire. Une tension douloureuse de la région sus-thyroïdienne, un peu de sécheresse de la gorge, une saveur métallique dans la bouche et rien de plus .

Remarques. — Le Dr C-.., qui voulut bien nous donner des renseignements sur les accidents auxquels il était sujet, nous dit avoir même usé d'iodures le plus chimiquement purs possible et préparés spécialement. Un de ses amis, médecin également, lui a dit avoir observé sur lui, la même localisation sur les glandes salivaires, de l'iodisme. Mais les détails faisaient défaut sur ce dernier cas.

Dans l'observation précédente il faut remarquer que malgré les iodures les plus purs et avec des doses infimes, le gonflement se reproduisait chaque fois que le médicament était essayé.

Observation IV (Rispal. *Soc. anatomo. clinique de Toulouse*).

Parmi les troubles si variés et si fréquents que peut occasionner l'iodisme du côté des différents organes, les oreillons iodiques peuvent être rangés dans la classe des accidents exceptionnels semblant témoigner d'une véritable idiosyncrasie.

Nous vous présentons un exemple d'oreillons iodiques, qui se sont développés ce matin même chez un homme âgé de 60 ans, entré à l'Hôtel-Dieu, salle Saint-Sébastien n° 7, il y a deux jours.

Cet individu qui exerce depuis de longues années la profession de peintre en bâtiments, a été atteint de divers accidents saturnins, tels que : coliques de plomb, paralysie des extenseurs, tremblements, etc. ; nous avons constaté, en outre, chez lui, des signes indéniables d'artério sclérose avec néphrite interstitielle, parmi lesquels pollakyurie, albuminurie minime, hypertension artérielle. Ayant prescrit à ce malade une solution de 0,50 centigrammes d'iodure de sodium, dès qu'il eût absorbé la moitié de cette dose, c'est-à-dire 0,25 centigrammes seulement, il remarqua, quelques heures après, une tuméfaction considérable de toute la région sus-hyoïdienne. En le voyant, à ce moment, nous n'avons pas hésité à faire le diagnostic d'oreillons iodiques, car nous avions observé déjà pareil accident.

Vous pouvez constater un gonflement notable des régions sus-hyoïdiennes médiane et latérale, atteignant un peu la région parotidienne et formant comme un double menton, un large collier, simulant en somme l'aspect ordinaire des oreillons. La palpation donne la sensation d'une infiltration œdémateuse du tissu cellulaire sous-cutané, œdème mou et indolent et permet de sentir, en outre, une augmentation de volume des glandes sous-maxillaires et des parotides, principalement de la parotide droite. L'examen de la cavité buccale montre qu'en dehors du mauvais état de la dentition et d'un léger liséré de Burton, il n'existe pas de salivation, ni de stomatite ; l'orifice du canal de Sténon n'est pas rouge ou tuméfié ; il ne semble pas exister d'engorgement des glandes sublinguales. On ne peut retrouver aucun symptôme d'iodisme, tel que : coryza, conjonctivite, etc. La recherche de l'iode dans les sécrétions du sujet a fourni un résultat intéressant, car, en traitant par l'acide azotique et le chloroforme, l'urine et la salive excrétée, on notait une réaction colorante très faible, avec le liquide urinaire et une coloration violette intense avec le produit des glandes salivaires.

Il s'agissait donc d'un exemple d'iodisme ayant manifesté son action uniquement sur les glandes salivaires, chez un sujet intoxiqué par le plomb et atteint d'atrophie rénale.

Remarques. — Ce qu'il y a, en effet, de remarquable dans cette observation, ce sont les antécédents saturnins du malade et l'atrophie rénale que nous avons cités parmi les causes les plus prédisposantes. Le malade, comme la nôtre avait pris de l'iodure de sodium et à la très faible dose de 0,25 cent.

Observation V (Lawrie-Adair. Thèse Bradley).

Syphilis. — Accidents secondaires. Iodure de potassium; onzième jour, éruption papuleuse abondante sur le visage. On abandonne l'iodure de potassium, l'éruption disparaît. On le reprend avec récidive de l'éruption aussi accentuée qu'avant, accompagnée par : gonflement du pharynx, enrouement, dyspnée aigüe, gonflement douloureux des ganglions sous-maxillaires droits. Pouls plein 113. Saignée abondante, 12 sangsues au devant du larynx. Tartre stibié. Quelques heures plus tard, on conseille la trachéotomie, mais le malade meurt avant qu'on ait pu la faire, douze heures après la première attaque.

Autopsie. — *La glande sous-maxillaire* droite grossie, avec un commencement de suppuration du tissu cellulaire, particulièrerement dans la direction du larynx et de la trachée. Muqueuse de la partie supérieure du larynx, des cordes vocales et de l'épiglotte, œdémateuse. La muqueuse trachéale et bronchiale est à peu près normale. Poumon droit très congestionné, le gauche à un degré moindre. Pas d'infiltration lymphatique des muqueuses.

Observation VI. (Renault et Salmon)

Bulletins et mémoires de la Société médicale des hôpitaux de Paris

MM. Renault et Salmon présentent une malade âgée de 41 ans, couturière, entrée à Broca, le 6 décembre 1893.

Antécédents : Angines fréquentes dans l'enfance, probablement syphilis, depuis 4 mois violent mal de gorge avec dysphagie intense et fièvre ; trois semaines après le début de cette angine, elle rendit par la bouche une très grande quantité de pus. Le Dr Hip. Martin lui prescrit 2 pilules de protoiodure d'hydrargire et 1 gr. d'iodure de sodium. Au bout de 15 jours de ce traitement, les régions parotidiennes se tuméfièrent et devinrent rouges et douloureuses. Aucune lésion du côté des gencives, ou de la muqueuse buccale pouvant expliquer cela. Depuis cette époque les régions sont restées plus ou moins volumineuses avec de temps en temps des poussées inflammatoires douloureuses.

Au mois de janvier 1894, les régions parotidiennes présentent une tuméfaction symétrique. La peau est saine, lisse, sans rougeur, sans adhérence avec les tissus sous-jacents. En palpant les parties malades, on délimite nettement le contour de la glande parotide régulièrement hypertrophiée. Celle-ci fait saillie surtout en arrière, où elle soulève le lobule de l'oreille et forme une tumeur nettement visible sur les côtés de la nuque. En bas, la masse glandulaire ne descend pas au dessous de l'angle maxillaire inférieur. En avant, la tumeur s'amincit. Du côté droit, il existe un prolongement indépendant, aplati, mobile, aussi bien sur les téguments que sur les plans profonds ; il s'agit probablement de la parotide accessoire.

La palpation est légèrement douloureuse, et la sensibilité également prononcée dans toute l'étendue de la glande.

Des deux côtés *les glandes sous-maxillaires* sont faciles à délimiter. Elles semblent sclérosées. En tout cas, elles sont peu hypertrophiées, car elles ne descendent pas au dessous de l'os hyoïde. La pression provoque une légère douleur. Il n'existe ni adénite sous maxillaire, ni préauriculaire. »

Comme le malade présente des marques évidentes de rhumatisme noueux, M. Renault conclut à une cachexie résultant du rhumatisme, qui, pour lui, paraît être la cause unique et réelle du gonflement des glandes salivaires.

M. Comby prend ensuite la parole : « Un fait m'a frappé, dans la communication de M. Renault. C'est l'administration longtemps prolongée de l'iodure de potassium à la malade et les accidents d'iodisme qui en sont résultés. La tuméfaction parotidienne elle-même fut consécutive à une pharyngite extrêmement violente déterminée par l'emploi de l'iodure. Il me paraît difficile de ne pas établir un rapport intime entre la parotidite et les accidents iodiques. Le cas signalé par M. Renault serait, dès lors, analogue aux cas d'iodisme ourlien publiés antérieurement. Il en diffère seulement par la chronicité de l'engorgement parotidien. Cette longue durée du mal en fait une observation unique et, par suite, d'un grand intérêt.

CONCLUSIONS

La glande sous-maxillaire, aussi bien que la glande parotide peut se tuméfier par suite de l'élimination de différentes toxines et de différents toxiques.

Cela survient notamment dans le cas d'élimination de l'iode et des iodures.

Il est probable que les saturnins et les malades dont le rein est atteint sont plus particulièrement prédisposés à cette affection.

Le gonflement de la glande sous-maxillaire survient généralement à la suite d'ingestion d'iodure, mais peut survenir aussi à la suite d'une simple application de teinture d'iode, ou d'une ingestion d'iode dans une hydrocèle.

Il semble également prouvé qu'il peut se faire un retard de l'élimination, pouvant provoquer des accidents tardifs.

Le pronostic de la sous-maxillarite iodique est en général bénin.

L'attention du praticien doit être en éveil chaque fois qu'il administre de l'iodure, afin de suspendre la médication à temps et de ne pas confondre la sous-maxillarite iodique avec d'autres affections de la région sus hyoïdienne et notamment avec les oreillons sous-maxillaires.

BIBLIOGRAPHIE

ABADIE. — Tumeur inflammatoire de la glande sous-maxillaire. *Revue française de médecine et de chirurgie*, 1903.

BRADLEY (Elisabeth). — L'iodisme. *Thèse de Paris*, 1887.

BRIQUET. — Iodisme, variétés, étiologie, traitement. — *Semaine médicale*, 1896.

CLAISSE et DUPRÉ. — Les infections salivaires. — *Archives de médecine expérimentale et d'anatomie pathologique*, 1894.

COMBY. — Les Oreillons. — *Collection Charcot-Debove*.

COMBY. — Parotidites toxiques. — *Médecine moderne*, 1897.

COMBY. — *Bulletin médical*, 1893. — Diagnostic anat. path. et bactériologie des oreillons.

CROUTES. — Parotidite saturnine. — *Thèse de Paris*, 1896-97.

CROUTES. — *Gazette hebdomadaire de médecine et de chirurgie*, 7 mars 1897.

DANLOS. — Note sur quelques accidents très rares dus à l'iodure de potassium (oreillons sous maxiliaires, dermatite herpétiforme). *Bulletin et mémoires de la Société médicale des hôpitaux*, 1898.

DECHAMBRE. — Dictionnaire encyclopédique des sciences médicales.

DUCHESNE. — Contribution à l'étude des iodiques ; leur action sur la nutrition générale et leur mode d'élimination. — *Thèse de Paris*, 1885.

GALLARD. — *Académie des Sciences*, 1er mai 1899, et 26 mars 1900.

GEMY. — *Annales de dermatologie* 1891. — Eruptions iodiques séreuses.

GINNER (Ernest). — De la parotidite aiguë dans les états cachectiques et les affections chroniques. — *Thèse de Paris*, 1893.

HUCHARD. — Consultations médicales (3e édition).

LORTAT-JACOB. — L'iode et les moyens de défense de l'organisme. *Thèse de Paris*, 1903.

LYON (Gaston). Iodisme. *Gazette des Hôpitaux*, 8 juillet 1899.

MACHADO. — Essai sur les oreillons sous-maxillaires. — *Thèse de Paris*, 1880.

MARTINET. — Administration des iodures et leurs accidents. — *Presse médicale* 1901, I., 143-144.

MESMAIM (Daniel). Contribution à l'étude des oreillons en général et en particulier des oreillons sous-maxillaires. — *Th. de Paris*, 1902.

RAMONET. — L'iodisme et les glandes salivaires. — *Th. de Paris* 1899.

RENAULT et SALMON. — Note pour servir à l'histoire de la parotidite double chronique. — *Bulletin et mémoires de la Société médicale des hôpitaux de Paris*, 1894, 3e série.

RENON et FOLLET. — Parotidite double survenue à la suite d'une application cutanée de teinture d'iode. — *Bulletins et mémoires de la Société médicale des hôpitaux de Paris*, 3 juin 1898.

RÉNON et LATRON. — Gonflement isolé des glandes sous-maxillaires chez un saturnin. — *Bulletins et mémoires de la Société médicale des hôpitaux de Paris*, 5 juillet 1900.

RILLIET. — *Gazette hebdomadaire de médecine et de chirurgie* 1860.

RISPAL. — De l'iodisme des glandes salivaires. — *Echo médical de Toulouse* 1902, 2e série, p. 109-111.

TRIBOULET. — Sialorrhée post-grippale. — *Bulletins et mémoires de la Société médicale des hôpitaux de Paris*, 12 mai 1899.

Paris. — Imprimerie de l'Institut de Bibliographie. — xi-1903. — N° 1350.

www.ingramcontent.com/pod-product-compliance
Lightning Source LLC
LaVergne TN
LVHW020042170826
845678LV00001B/382

* 9 7 8 2 3 2 9 6 9 2 2 9 6 *